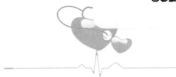

老年心律失常患者的
自我管理与教育

党爱民　总主编

郑黎晖　李甲坤　主　编

中国科学技术出版社

·北　京·

图书在版编目（CIP）数据

老年心血管疾病患者的自我管理与教育. 老年心律失常患者的自我管理与教育 / 党爱民总主编；郑黎晖，李甲坤主编. -- 北京：中国科学技术出版社，2022.8

ISBN 978-7-5046-9631-1

Ⅰ.①老… Ⅱ.①党… ②郑… ③李… Ⅲ.①老年病—心脏血管疾病—诊疗 ②老年病—心律失常—诊疗 Ⅳ.①R54

中国版本图书馆 CIP 数据核字（2022）第 093998 号

目 录
CONTENTS

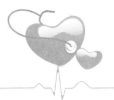

第一章
认识心脏的"电路"

1. 心脏这个大房子的"电路"是如何搭设的

什么是心律失常？要想理解这个概念，我们首先要了解一下心脏的传导系统。我们可以把心脏看作是一座有二层小楼的房子，上层叫"心房"，下层叫"心室"，每层又分成左、右两个小房间，房间之间由心肌这堵"墙壁"隔开（图1）。

和我们居住的房间类似，心脏这所房子也有"水路和电路"，而"电路"就是心脏的传导系统。心脏的"电路"铺设在心脏的"墙壁"内，窦房结是整个电路系统的"总开关"，位于右心房的房顶处。窦房结能够发出两类主要"电线"，一类负责二层两个心房的电路，一类则支配一层和二层之间的房室结，房室结随后也会发出"电线"，支配一楼的两个心室。窦房结打开开关后，

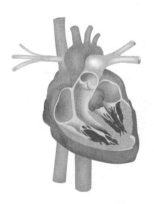

图 1 心脏示意图

"电流"沿着"电路"先到达左、右心房和房室结，再由房室结传到左、右心室。整个"电路"完成一次放电，心脏随后就完成一次收缩，也就是一次心跳。

2. 您的心脏跳得正常吗

定期做体检的朋友可能会对自己心电图报告上的诊断结果"窦性心律，次数70次／分"（图2）感到疑惑，这该如何解读呢？窦性心律，指的是由窦房结这个"总开关"发

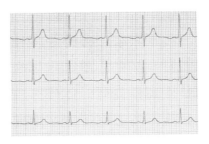

图2 正常心电图

出冲动，控制心脏规律跳动，这样的心脏跳动方式叫作窦性心律。在安静的情况下，正常人的心跳次数为每分钟 60～100 次。因此，正常的心电图报告即为"窦性心律，心率 60～100 次 / 分"。

3. 心脏跳得快或跳得慢就一定不正常吗

日常生活中，我们会发现在经过较为剧烈的活动后，心率通常能达到 150 次 / 分，甚至达到 180 次 / 分，这都属于正常的情况。运动、药物、激素、茶、咖啡等多种因素都可能对我们的心率产生影响，这些均是生理性变化。此外，一些婴幼儿和儿童的心率可能在生理条件下超过 100 次，各位家长也不要过分担心。一些运动员或身体素质较好的青年人，心率会低于 60 次 / 分，但一般都在 50 次 / 分以上（图 3）。

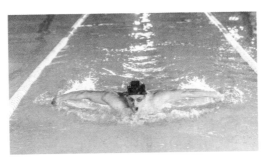

图 3 专业运动员心率普遍较低

4. 脉搏和心率有什么不一样

家中自测心率的方法有很多种。通常，测量手腕或颈项的跳动频率可以测得每分钟脉搏次数，从而能够大致估计自己的心率。对大多数正常人而言，心率和脉搏是相同的；

但有一部分心脏电路系统异常的患者会出现心率和脉搏不相同的情况，称为短绌脉。此外，市面上现在有五花八门的健康监测产品（图4），如健康手环等，也是家中自测心率的便利工具。但值得注意的是，这些产品并不能替代医院的专业检查。

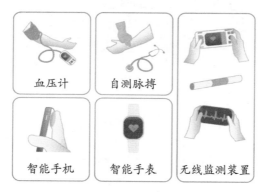

血压计　　　自测脉搏

智能手机　　智能手表　　无线监测装置

图4　血压计、自测脉搏、智能手机或手表等监测脉搏

2020 ESC Guidelines for the diagnosis and management of artial fibrillation developed in collaboration with the European Association of Cardio-Thoracic Surgery（EACTS）[J]. Eur Heart J，2020（图例来源）

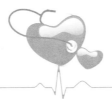

第二章
认识心律失常疾病

1. 心律失常有哪些种类

正常人的心电图报告应当是"窦性心律，心率 60 ~ 100 次 / 分"，而存在心律失常的患者，其心电图报告通常会有多种形式。这些种类繁多的心律失常疾病通常可以分为两大类，一类是电路的"总开关"异常，称为冲动形成异常；另一类则是心脏"墙壁"内的电线出现异常，即冲动传导异常。

2. 您是哪一类心律失常呢

冲动形成的异常包含窦房结冲动发生异常，即窦性心律失常，以及窦房结之外的异常冲动形成——异位心律。由于窦房结是整个心脏传导系统的"总开关"，控制着心脏放电的快慢和节律。安静状态下，窦房结放电加快就表现为窦性心动过速，跳得过慢即为窦性心动过缓，跳得节律不整齐是窦性心律不齐，不工作了就是窦性停搏。这些都是与窦房结功能异常相关的心律失常疾病。

异位心律是由各种原因导致心脏其他部位也形成了一个能够控制心脏放电活动的"总开关"，从而导致心脏的异常放电，房性或室性期前收缩、阵发性心动过速、非阵发性心动过速、心房扑动和心房颤动都是由这种异常"开关"形成造成的。此外，这种异常"开关"如果出现在心室，有可能引起致命性的心律失常，如无规则室性心动过速、心室颤动等，十分凶险，甚至会危及生命。

冲动传导异常是由心脏内"电线"线路的老化等引起的，从而产生传导阻滞、折返性心律及房室间传导异常等疾病。心房的"电线老化"将造成窦房传导阻滞或房内传导阻滞，心房与心室间的"电线老化"将造成房室传导阻滞，而心室内的"电线老化"将导致室内传导阻滞。而某些原因造成的心室内或心房与心室间出现异常乱搭的电线

则会导致折返性心律的产生，发生
阵发性心动过速。此外，某些人群
的心脏电路系统在发育过程中就会
比正常人群多长出某一根或几根线
路，造成异常放电，形成预激综合
征等疾病。

3. 您为什么会发生心律失常呢

心律失常的常见病因可以分为
两类，一类是由遗传因素导致的，
另一类则是后天性获得的。

遗传性心律失常多由基因突变
导致，其表现多种多样，常见的疾
病有长 QT 间期综合征、布鲁加达
（Brugada）综合征和某些心肌病等，
这些遗传性心律失常可以通过其特
征性的心电图和基因诊断进行确诊。
值得警惕的是，这些遗传性心律失

常所造成的症状通常都不易被察觉，患者通常因急性腹泻或血钾异常而诱发心律失常的急性发作，如不及时就医，极易造成患者的心源性猝死。此外，由于遗传性心律失常涉及的基因突变通常存在于患者家系中，这些疾病也经常呈现出家族聚集性的发病。因此，确诊这些疾病的患者，直系亲属同样应及时到医院就诊，以排除这些疾病，避免引起遗传性心律失常的急性发作，导致心源性猝死。

心律失常的另一类重要病因则来源于后天，多是由心脏本身或全身其他器官功能障碍对心脏的电路造成损伤，从而引起心律失常。心脏本身的损伤主要是各种器质性心脏病，如高血压心脏病、冠心病及心肌炎等疾病，这些疾病多与糖尿病，高血脂，不良的生活方式，如长期饮酒、抽烟等相关，患有这些疾病的人群同时是心律失常发作的高危人群（图6）。此外，全身性因素如服用某些药物的毒副作用，同样可导致心律失常的发生。对于某些甲状腺功能亢进、贫血等其他器官功能障碍使心脏受累的患者，心律失常也常常发生。

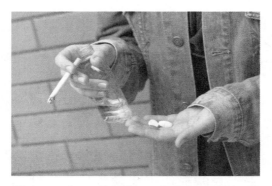

图 5　吸烟、饮酒等不良生活习惯诱发心律失常

4. 心律失常通常有何症状表现

心律失常疾病分类复杂，在不同患者中的症状表现也五花八门。总体而言，轻度的窦性心动过缓、窦性心动过速及窦性心律不齐，偶发的房性期前收缩，Ⅰ度房室传导阻滞等病理改变较轻的心律失常通常并不会造成明显的临床症状，或者患者仅表现为轻微的不适感。这些心律失常发生后，有些类型会自行消失，但有些类型却会进一步进展，因此，进行规律的心脏体检对于这类心律失常的早期发现、诊断和治疗具有很高的价值。

此外，某些遗传性心律失常，如 Brugada 综合征，起病隐匿，患者清醒时通常无任何症状，而在患者深夜熟睡过程中突发心律失常，常常可导致其在睡梦中猝死。该病发病平均年龄在40岁，以中青年患者较为常见，是造成中青年心源性猝死的一大病因，值得警惕。

心律失常病情较为严重时，通常造成较为明显的临床症状。患者通常会出现以头晕、黑蒙、乏力、晕厥、胸口发闷及心脏停跳感等症状为主的临床表现，这些症状多是由病态窦房结综合征、病情较重的窦性心动过缓、Ⅱ度以上传导阻滞等疾病所引起的。对于出现原因不明的心慌、心悸、胸闷、心跳加速等症状的患者，一般应考虑各种原因导致的心动过速、频发的房性和室性期前收缩等心律失常疾病（图6）。

除上述症状外，合并其他心脏器质性疾病或全身性疾病的患者，如高血压心脏病、冠心病及甲状腺

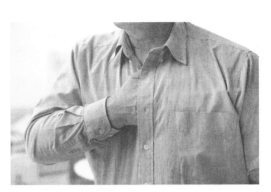

图 6 心悸、胸闷等是心律失常的常见
症状

功能亢进等，在出现心律失常相应
症状的同时，还会出现其他的症状
反应。

5. "晕倒" 为什么与心律失常
相关

日常生活中，老年人和体弱的
成年人经常会有头晕的体会，一些
人甚至有过晕倒（晕厥）的经历。

这种感受在带给我们不舒服的体验和恐慌的同时，也在提醒我们关注自己的身体健康。很多疾病都会导致头晕和晕倒（晕厥），其中以头颅相关的疾病最为常见。在经过神经内科专业诊治，以及头颅CT、磁共振全面检查后，仍未能找到反复出现的头晕甚至晕厥的神经系统相关疾病，或者是疾病无法解释全部的临床症状，这时，查找心脏相关疾病所致的晕厥，即心源性晕厥至关重要。心源性晕厥不但隐匿，而且凶险，如不及时发现和治疗，严重者可危及生命。心源性晕厥主要分为两大类，包括由心律失常造成的晕厥和器质性心血管疾病造成的晕厥。

心律失常是造成心源性晕厥最为常见的原因，是心律失常疾病恶化的征象，表明患者的心律失常相关疾病已经进展到极为严重的地步，如病态窦房结综合征、严重的房室传导阻滞、阵发性室性心动过速等（图7）。因此，如果患者一旦确诊了上述类型的心律失常，应抓紧短暂的治疗时机，积极配合治疗。如不及时干预，在发生心源性晕厥的过程中，由心律失常疾病导致的心脏功能障碍（血流动力学改变）无

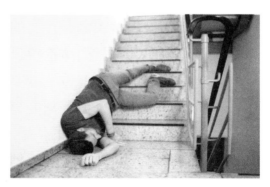

图7 心律失常是心源性晕厥最常见的
病因

法及时得到解除，晕厥将持续存在，最终发展为心源性猝死。

6. 如何诊断心律失常

通常，患者的症状是医生判断病情的起点，不同类型的心律失常疾病对应不同的症状。医生在充分知晓患者的病情后，会通过进一步体格检查收集更多的信息。随后就是心脏科医生最重要的检查，也是临床上诊断心律失常疾病最重要的依据——心电图，常规的体检项目中同样包含心电图检查。传统的心电图检查操作很简单，但是却能提供给医生判断病情相当重要的依据，是诊断心律失常最重要的一项无创性检查。

但是体检心电图项目和常规的

心电图检查通常只收集患者 30～60 秒的心电状况，对于阵发性心律失常疾病，如阵发性室上性心动过速等疾病的患者，1 分钟以内的心电图检测通常并不能有效记录患者异常的心电状况。针对这种情况，一种小型便携式的心电记录器将解决这一问题。这种身材小巧的可穿戴式心电记录仪学名叫作动态心电图仪（holter ECG recorder），可以连续记录患者 24～72 小时内的心电图，也不会对患者的日常生活和工作造成影响。同时，动态心电图仪还能够记录并真实反映出患者在日常生活、正常工作和睡眠中的心电状况。临床医生在拿到患者的心电图后，通过读取心电图报告、结合患者的病情等就可以对心律失常疾病作出诊断（图 8）。

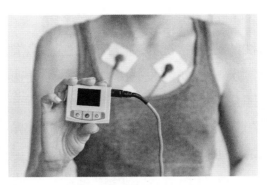

图 8   24 小时动态心电图的应用

此外，对于某些病情复杂的心律失常，如果上述心电图检查都难以获得足够的判断证据，而临床医生又高度怀疑患者患有心律失常疾病时，那么有创性的心腔内电生理检查是很有必要的。不但能对患者病情作出明确的诊断，同时兼具治疗和评估术后恢复状况的能力。

对于遗传性的心律失常疾病的患者，除了通过上述检查收集心电方面的信息，基因检测、家系调查同样是帮助患者明确病情的重要工具。

7. 心动过缓有什么危害

正常人的心跳次数每分钟为60～100次，小于60次/分在临床上即可被称为心动过缓。那么，心动过缓有什么危害呢？

一般而言，在心率不低于50次/分的情况下，心动过缓并不会对健康产生过多的影响，特别是长期参加体育锻炼的运动员、青年人或强体力劳动者，身体可以耐受50～60次/分的心率。但心率一旦下降到50次/分以下，心脏每分钟能够给身体供血的能力下降，心脏、大脑、肾脏及皮肤等人体重要脏器均会出现供血不足的情况，出现乏力、心脏不适、头晕、恶心呕吐、皮肤苍白、发冷及小便减少等全身灌注不足的表现，严重者甚至可出现晕厥等情况。一旦您出现上述症状，及时使用智能设备或就医，监测心率可以帮助您发现自身是否存在心动过缓。

心动过缓一方面会导致人体重要脏器的供血不足，另一方面也在警醒您身体健康出现了问题。可能的原因包括甲状腺功能减退、血钾过高、低体温等全身性因素；洋地黄类、β 受体阻滞剂、利血平等药物的使用；冠心病、病态窦房结综合征、心肌病等器质性心脏病。在发现心动过缓后，查找病因、采取恰当的治疗措施是应对的关键。

8. 什么是病态窦房结综合征

窦房结是整个心脏电路系统的开关，能够产生并发放激动，沿着心脏的电路系统传递，开启正常的心脏跳动，窦房结及其周围组织（可包括心房、房室交界区等）的病变，将导致窦房结激动形成障碍和激动传出的异常，导致心脏每分钟跳动次数减少，通常小于 40 次 / 分（窦性心动过缓）、窦房结无法支配心房的激动（窦房传导阻滞），严重者可出现心脏停跳（窦性停搏）。

老年患者人群，尤其是 60～69 岁的老年人群是该病的发病高峰人群。该病起病隐匿，病程进展较为缓慢，可能呈间歇式发作。其症状多由心动过缓所致的脑、心、肾等脏器供血不足引起，尤其以脑供血不足者更为常见。患者出现临床症状的严重程度不一，如果您发现自己出现长期的心率减慢，同时伴有乏力、头晕、眼花、失眠和晕厥等情况，可及时就诊，行动态心电图检查以排除该疾病。

在诊断该疾病的同时，医生也会尽可能查清其病因，临床上多种因素可导致该疾病的发生，通常可分为可逆性病因（病因明确，去除病因后，窦房结功能可恢复正常）和不可逆性病因（多数为可导致窦房结器质性病变的心脏疾病）。常见的可逆性病因包括抗心律失常药物，如奎尼丁、β受体阻滞剂、胺碘酮，抗高血压药物等的使用，如果您在上述药物的使用中出现窦性心动过缓等症状，应及时就医，调整药物的使用。其他的可逆性病因包括电解质紊乱、低体温等。引起病态窦房结综合征的不可逆性病因多为缺血性心脏疾病，主要包括冠心病、心肌病、心肌炎、心肌浸润性病变及窦房结退行性纤维化病变。配合临床医生尽早识别该疾病的病因，对该疾病的诊疗具有重要意义。

9. 什么是期前收缩？期前收缩都需要治疗吗

期前收缩，又称早搏或过早搏动、早跳等，是指在正常心律的基础上，由心脏窦房结之外的异位起搏点提早发生一次激动，产生一次心脏搏动。按照激动产生部位的不同，可以分为房性早搏（心房所产生的提早激动）、室性早搏（心室所产生的提早激动）及房室交界性早搏（房室交界区所产生的提早激动），其中以室性早搏最为常见。

早搏是临床上最常见的心律失常，多数人一生中都会有早搏出现，但大多数均为一过性、无症状早搏，多由烟酒、劳累、紧张、失眠等情况引起，不会给您带来过多的不良影响，也无须治疗。但由各种心脏疾病、高血压、甲状腺功能亢进、低钾等疾病引起的早搏通常为器质性早搏，难以自行恢复，且容易发展为频发性早搏（每分钟大于5次早搏发作或每小时超过30次早搏发作）。频发的早搏心脏休息（充盈）的时间变短，心脏的泵血功能下降，患者可出现心悸、胸闷、心脏停搏及心输出量不足的表现，如乏力、头晕、眼花等症状，持续、频发室

性早搏可引起心脏扩大及心功能下
降，严重者可诱发室性心动过速、
心室颤动，更甚者还会导致心源性
猝死。此类早搏多无法自行终止且
会对患者健康造成危害，需采取药
物治疗、纠正病因及射频消融等积
极治疗。

10.什么是心房颤动？老年人患心房颤动有哪些危害

心房颤动，简称房颤，是临床
上常见的心律失常之一，主要由心
房内"电路系统"的失控所致，表
现为心房丧失规则有序的电活动，
代之以快速无序的颤动波。正常情
况下，健康成年人心率在 60～100
次／分，心脏可维持正常的泵血功
能。而在心房颤动发作时，心房率

可达 300 ~ 600 次 / 分，呈现高速、无效的收缩，同时导致心室的不规则活动，心脏泵血功能下降，对人体健康造成危害。根据其发作特点，可以将房颤大致分为三类：①阵发性房颤：指持续时间小于 7 天，可自行终止的房颤，对治疗的反应性好，预后较好。②持续性房颤：指持续时间超过 7 天，不能自行终止，需药物或电复律终止的房颤，对治疗的反应性因人而异，预后一般。③永久性房颤：指复律失败不能维持窦性心律或无复律指征的房颤，对治疗的反应性较差，一般采用保守治疗。

那么，什么样的人容易罹患房颤呢？房颤起源于心房"电路系统"的失控，一方面，可能由于心房"电路老化"，其患病率随年龄增加而增加，60 岁以上的老年人群，尤其是老年男性成为发病的高峰人群，80 岁以上的人群中患病率可高达 8%。另一方面，心脏疾病，如心力衰竭、心脏瓣膜病和高血压等同样会增加房颤的发病风险。此外，一些全身性损伤因素，如肥胖、慢性阻塞性肺疾病、糖尿病、甲状腺功能亢进、吸烟、饮酒及睡眠呼吸暂停综合征等同样是房颤发病的危险因素，与健康人相比，糖尿病患者发生房颤的风险增加 34%。因此，预防和治疗房颤相关的发病危险因素是该病防治的重点，这也逐渐被世界各国医学界所推荐。

在全世界范围内，房颤呈现高发病增长趋势，也被称为 21 世纪的心血管流行病。我国同样是房颤的患病大国，预计 2050 年我国房颤总人数将达到 1000 万。作为威胁老年人身体健康的重大疾病，不仅拥有较高的发病率，还是脑卒中、心力衰竭等疾病的重要诱因。研究发现，房颤持续 48 小时以上，左心房内无序的电活动即可导致心房内血流动力学的紊乱，形成血栓，生成的血栓栓子可随主动脉泵血进入全身循环，进而导致重要脏器的动脉栓塞，其中最严重的是脑卒中（脑动脉栓塞）。流行病学调查显示，约 1/3 的房颤患者在发生脑卒中之后才得到确诊，但往往已造成残疾、死亡等难以挽回的损伤（图 9）。房颤不但可使患者发生脑卒中的风险增加 5 倍，而且能够增加患者心力衰竭、痴呆、心肌梗死等疾病的发病风险，是当之无愧的"健康杀手"。

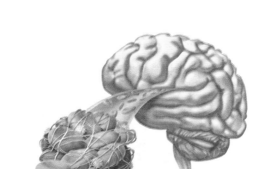

图 9 房颤是脑卒中发生的重要危险因素

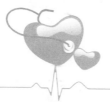

第三章
心律失常疾病的治疗

心律失常疾病的治疗可分为药物治疗和手术治疗两种主要治疗方式，可根据患者的病情、个人意愿及经济条件等进行选择。

1. 抗心律失常药物有哪些？抗心律失常药物会引起心律失常吗

药物治疗是治疗心律失常疾病的根本，常见的抗心律失常药物主要针对的是这些异常放电的"电线"。抗心律失常药物的种类繁多，某些药物可以使患者的心跳变慢，以对抗患者出现的异常加快的心跳，比如普萘洛尔（心得安）、美托洛尔（倍他乐克）、阿替洛尔（氨酰心安）等。某些药物是使不规则的心跳尽量变得规则，如胺碘酮（可达龙）、索他洛尔（博苏）、伊布利特、多非利特、普罗帕酮（心律平）、维拉帕米（异搏定）、腺苷、伊伐布雷定（可兰特）等。具体用药，应咨询接诊医生，根据病情的需要制定个体化的用药方案。

　　抗心律失常药物虽然是治疗心律失常有力的帮手，但是如果使用不恰当，反而会导致心律失常。如前文所述，某些心律失常药物会减慢心跳，若这些药物使用不当，会使患者的心脏跳得太慢，称为"心动过缓"，严重的情况下甚至会导致黑蒙（眼前发黑）和晕厥。若不正确使用某些可使心脏跳动得更加规则的药物，心脏搏动反而会更乱，引起各种各样的心动过速，严重的情况下会导致心室颤动，危及生命。因此，服用抗心律失常药物一定要严格遵循医嘱，千万不能自行加药或停药。

2. 治疗房颤的主要方法是什么？房颤可以得到根治吗？哪些患者适合进行射频消融手术治疗

心脏传导系统好比铺设在家里的电线，电路放电一次，心脏就跳动一次。若电路出了问题，持续放电不停，电得心房壁不住地颤抖，就称为房颤。

1）若患者已被确诊为心房颤动，最为关键的治疗目标就是预防血栓栓塞。由于患心房颤动之后，心房的跳动变得不规则，心房里的血液容易形成涡流，可导致血凝块的形成，这些血凝块会随着血液流动流向全身的血管，当碰到较细的血管时，就会堵住血管，尤其是堵住脑部的血管后（称为脑血栓或脑梗死），常引起严重的后果，比如致残，甚至致死。因此，对于每一位心房颤动患者，医生都会结合各项指标来评估出现血栓的风险，采取相应的措施。最常用的方法是服用抗凝药，如华法林、利伐沙班、达比加群酯等。如果由于身体原因无法口服抗凝药或无法长期坚持，可考虑进行手术治疗，切除或堵住心房附近容易形成血栓的组织。

2）让患者的心率尽量慢下来。在平静的情况下，心率不应该超过100次／分，这是因为在心房颤动的状态下，心脏搏动变得不规则，但心室的功能在短期内还是相对正常的，可一旦心脏搏动过快，会容易使心室跳动也变得很不规则，甚至出现心室颤动，危及生命。因此，在确定患者心脏功能基本正常的情况下，可考虑服用维拉帕米、地尔硫草、美托洛尔等药物控制心室率；若其心脏功能不达标，则宜选用洋地黄类药物。具体的用药方案，应遵循接诊医生的处方进行，切忌私自加药或停药。

3）除了使心脏搏动尽量慢下来，房颤治疗的进一步目标是使患者的心脏搏动变得尽量规则。最常用的方法就是药物治疗，常用药物有胺碘酮、伊布利特、多非利特、普罗帕酮等，尤其对于第一次被诊断为房颤的人群，药物治疗效果较好。若药物治疗效果较差，则应考虑消融手术治疗。此外，在房颤伴随着某些紧急情况（休克、急性心力衰竭）时，需要迅速让心脏搏动变得规则，则需要考虑使用仪器进行放电，但这种方法只是暂时的，所以通常只在特殊情况下采用。

至于房颤是否可以根治的问题，目前来看，尽管其治疗手段很多，但对于发作持续时间超过7天的持续性房颤患者，唯一可能根治的方法就是手术治疗。目前房颤的手术治疗主要分为导管射频消融术和冷冻球囊消融术。导管射频消融术是将导管从大腿上的静脉送到心房壁内，利用热量将心房壁上不正常的电路烧掉；而冷冻球囊消融术就是通过球囊、利用低温破坏心房壁上异常的电路。两种治疗方法各有利弊，需要患者和医生充分交流后决定。当然，并非所有患者都适合进行导管消融手术，需要临床医生结合患者病情及患者手术风险和获益综合判断。因此，我们建议，对于下列患者可以考虑进行导管消融手术。

1）症状性阵发性房颤患者，至少一种抗心律失常药物治疗后效果不佳或不能耐受。

2）反复发作、症状性阵发性房颤患者，使用抗心律失常药物之前，可首选导管消融手术治疗。

3）症状性持续性房颤患者，

使用抗心律失常药物无效或不能耐
受者。

4）症状性持续性房颤患者，
使用抗心律失常药物之前，权衡药
物与导管消融手术风险及疗效后，
可选择导管消融手术。

5）伴有心力衰竭、肥厚型心
肌病、年龄在 75 岁以上的房颤患
者，在应用抗心律失常药物之前
或之后均可考虑行导管消融手术。

同样值得高度注意的是，如
果患者存在左心房 / 左心耳血栓，
房颤导管消融手术治疗是绝对禁
止的。

尽管手术治疗能够使一部分房
颤患者获益，但是由于目前大家对
疾病认识的局限性，手术后仍有相
当多的患者出现复发。有数据显示，
阵发性心房颤动的消融手术成功率

为 70%～90%，而持续性心房颤动的手术成功率仅为 60%～70%。因此，对于心房颤动的治疗，我们仍有很长的路要走，需要医生和患者一起共同努力（图 10）。

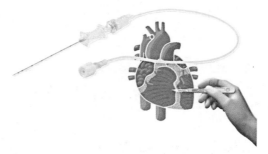

图 10　导管射频消融手术是治疗心房颤动的有效方式

Braunwald's Heart Disease A Textbook of Cardiovascular Medicine, Single Volume（图片来源）

3. 阿司匹林可以替代华法林预防房颤血栓栓塞吗

阿司匹林不能替代华法林预防房颤血栓栓塞。阿司匹林是抗血小板药物，对由血小板聚集而形成的血栓效果好，主要用于冠心病、心绞痛。而房颤形成的血栓是心房不规则颤动导致的心房内血流速度减慢或形成湍流引发的，这时候只能用抗凝药物才有效（华法林或新型口服抗凝药物）。

4. 起搏器是如何帮助心脏跳动的？患者何时需要起搏器的帮助？什么是无导线起搏

起搏器配备有电极，医生通过手术将电极放于心房或心室壁上，电极与起搏器之间有导线相连。起搏器安装成功后，将通过导线和电极与心脏构成一条完整的回路，并且以此来感受心脏的活动。当心脏跳动过慢时，起搏器可以通过电极发放刺激电流，兴奋心脏，帮助心脏跳动（图11）。

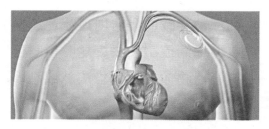

图 11 起搏器的工作示意图

Braunwald's Heart Disease A Textbook of Cardiovascular Medicine, Single Volume（图片来源）

那么，什么情况下需要考虑安装起搏器呢？总的来说，是各种原因引起的心跳过慢（心动过缓），通过药物治疗无法缓解，并且患者在生活中曾出现过黑蒙、晕厥等情况，可以选择安装起搏器。具体来说包括以下几点。

1）窦房结功能不良。窦房结就像部队里的总司令，正常情况下，窦房结发出刺激信号，通过心脏里的"电线"（传导系统）传向心肌，引起心脏跳动。当窦房结的功能异常时，会出现心率减慢，甚至短暂的心脏停搏，因此需要安装起搏器。

2）房室传导阻滞。房室结像我们熟知的"变电站"，接收心房的兴奋信号并通过下游的"电线"（心室内的传导系统）传递到心室肌，使心室肌收缩。当房室结不能正常地将心房的刺激信号下传时，即称为房室传导阻滞，高度房室传导阻滞会影响心室肌的正常收缩，因此需要安装起搏器刺激心室正常收缩。

3）部分严重心力衰竭的患者，心脏的两个心室收缩会出现不同步的现象，在这种情况下也可以考虑植入起搏器，让左心室和右心室的收缩尽量一致，可在一定程度上提高心功能，缓解病情。

传统的有导线起搏器挽救了无数患者的生命，但也带来了许多问题。例如，起搏导线的磨损、断裂；起搏器囊袋的破溃和感染；皮肤局部隆起和瘢痕影响美观和心理健康等。同时，有的患者因病情和静脉系统的缺陷根本无法植入传统起搏器，丧失了使用起搏器治疗的机会。因此，一款新型的无导线起搏器问世了。

无导线起搏器（图12），顾名思义，是指没有导线的起搏器。其体积微小，无须经前胸开口植入，可经静脉穿刺植入心脏内，手术耗时相对于传统起搏器手术更短。此外，无导线起搏器的植入已经在全球多个国家应用，其临床安全性和有效性已得到初步验证。目前，我国已有多个省份的多家医院开展无导线起搏器的植入，对于有需求的患者，无导线起搏器不失为一种更好的选择。

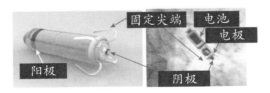

图 12　无导线起搏器示意图

Braunwald's Heart Disease A Textbook of Cardiovascular Medicine，Single Volume（图片来源）

5. 如何预防心源性猝死？如何使用公共场所的除颤设备

心源性猝死是严重影响人体健康的一大杀手，一旦发生，常引起不可挽回的后果。因此，猝死的预防就显得尤为重要，以下简单谈谈生活中预防猝死的方法。

1）保持健康的生活方式和饮食习惯，适量运动，避免过度劳累、暴饮暴食，戒烟戒酒，避免过度紧张或兴奋。

2）积极参加社区、街道和医院举行的急救知识培训活动，学会心肺复苏和自动体外除颤器的使用。

3）积极控制糖尿病、高血压和高胆固醇血症，积极治疗冠心病。

4）积极治疗和控制心力衰竭。

5）积极治疗心律失常，根据

具体病情可服用抗心律失常药物、接受消融手术、安装起搏器和植入型心脏复律除颤器（ICD），具体治疗方案需严格遵循医嘱。

一旦在公共场所发现有人出现心搏骤停，除心肺复苏之外，能正确使用自动体外除颤器（AED）也显得尤为重要。AED 设备使用起来很方便，只需简单五步。

1）开启 AED，打开 AED 的盖子，依据视觉和声音的提示操作（有些型号需要先按下电源）。

2）给患者贴电极，在患者胸部适当的位置上，紧密地贴上电极。通常而言，两块电极板分别贴在右胸上部和左胸左乳头外侧，具体位置可以参考 AED 机器外壳上的图样和电极板上的图片说明（图13）。

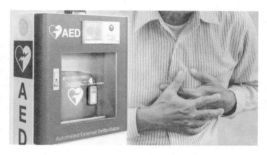

图 13　使用 AED 时电极片的位置

3）将电极板插头插入 AED 主机插孔。

4）开始分析心律，在必要时除颤。按下"分析"键（有些型号在插入电极板后会发出语音提示，并自动开始分析心律，在此过程中，请不要接触患者，即使是轻微的触动都有可能影响 AED 的分析）。分析完毕后，AED 将会发出是否进行除颤的建议，当有除颤指征时，不要与患者接触，同时告诉附近的其他任何人远离患者，由操作者按下

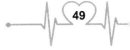

"放电"键除颤。

5）除颤结束后，AED会再次分析心律，如未恢复有效灌注心律，操作者应进行5个周期心肺复苏，然后再次分析心律，除颤，心肺复苏，反复至急救人员到来。

6. 什么是ICD，它有何作用？哪些人群适合植入型心脏复律除颤器

ICD全称为植入型心脏复律除颤器，该仪器非常"聪明"，可以自动识别心律失常现象并做出反应。若为快速性心律失常（好比家里的电路持续放电），心脏快速搏动，该仪器可以通过释放低能量的电流，使心脏搏动恢复正常，即转变为正常心律；若为缓慢性心律失常（如

同家里停电了，电流中断），心脏搏动低于正常，甚至出现短暂的停搏，该仪器可以发放刺激电流，促进心脏搏动；若为心室颤动，心脏无法搏动而变成不规则地快速颤动，该仪器可以放出高能量的电流，解除心脏的颤动，使心脏恢复搏动，挽救生命。

ICD既然有如此强大的功能，哪些情况下需要考虑安装它呢？

1）曾经发生过因恶性心律失常（持续性室性心动过速、心室颤动）而导致心跳骤停幸存的患者。

2）伴有器质性心脏病（冠心病、扩张型心肌病、肥厚型心肌病等）的持续性室性心动过速的患者。

3）不明原因的晕厥，体检后发现合并持续性室性心动过速、心室颤动的患者。

4）严重心力衰竭（左心室射血分数 LVEF≤35%，心功能较差）的患者。

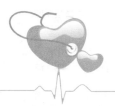

第四章
心律失常疾病的术后和日常管理

1. 射频消融手术后如何调护

1）手术当天应卧床静养，限制肢体活动，观察是否有出血的情况。一般情况下，第二天即可正常活动。

2）坚持服药，不能随意增减。具体的服药时间、剂量等要遵医嘱执行。

3）手术之后要密切观察心率情况，如有不适，及时向医生汇报。

4）在卧床期间应吃一些比较容易消化的食物，饮食要清淡，避免高脂肪、油炸类食品，多吃一些蔬菜、水果。

2. 植入起搏器后如何调护？有哪些注意事项

植入起搏器后，术后并发症的发生并不少见。建议您在术后注意以下几点。

1）衣服不可穿得过紧，避免质地过硬的内衣对伤口或心脏起搏器造成压迫。避免撞击起搏器植入处，洗澡时勿用力揉搓胸部。

2）应远离有高压电的设备，如微波炉、遥控器，如自觉心率改变，应离开 1.8~3m，一般起搏器会恢复正常工作。

3）必须按时、按剂量服药，不可擅自停药、加药。

4）术后逐渐恢复日常生活和工作，活动时不要过度抬高或外展术肢；避免重体力劳动，6个月内不抬举大于2.5kg的重物。

5）如感到呼吸困难、头昏眼花、短暂昏厥、无原因疲倦、胸闷、胸痛，应立即就诊。

6）应保持心情舒畅，避免发怒、急躁、抑郁、焦虑等不良情绪，避免情绪激动，戒烟戒酒，适当参加体育锻炼，防止受凉，鼓励患者独立生活；告知家属为患者提供安静舒适的环境，以利于身体的康复，提高生活质量。

7）在饮食上注意增加营养，多吃蔬菜、水果，避免便秘，同时应适量进食，避免过饱，切忌暴饮暴食和酗酒，注意个人卫生及饮食卫生。

此外，植入起搏器之后，需要定期去医院进行随访。建议患者在植入起搏器后 1~3 个月内随访 1 次，然后每 6~12 个月随访 1 次。接近担保期时，每 3~6 个月随访 1 次。若出现发热、胸痛、胸闷、伤口处发炎脓肿等不适，应及时前往医院治疗。

3. 如何合理饮食

饮食控制对于预防心律失常疾病具有重要意义，建议如下。

1）限制饮食热量供给。尤其是体形肥胖的患者，肥胖易使机体产生持续性的慢性炎症，大大增加心律失常的风险。

2）限制高脂和高胆固醇食物，多食含有不饱和脂肪酸的食物（如植物油、鱼类、水果、酸奶），尤其是因冠心病或心肌梗死发生心律失常的患者。

3）限制高蛋白质食物的摄入。合并心力衰竭及高血压的心律失常患者应严格控制蛋白质的摄入量。

4）限制盐及水的摄入，尤其是有高血压、水肿和心力衰竭的心律失常患者应严格控制。

5）清淡饮食，应避免食用刺激性饮料及食物，如酒、浓茶、咖啡，以及辛辣调味品如葱、姜、蒜、辣椒等。

6）多吃富含维生素的食物，如新鲜蔬菜及水果，以维持心肌的营养和脂类代谢。

7）少食多餐，切忌暴饮暴食，

以免加重心脏负担，从而诱发或加重心律失常。

4. 烟酒可以引起多种心律失常吗

长期吸烟和饮酒会增加心律失常发生的风险。香烟中含有尼古丁，可以兴奋心肌，加快心率，增加心脏的负担。香烟中的一氧化碳则会使心肌组织局部缺氧，影响糖类和脂肪代谢，而一氧化氮则会增加血栓形成的风险。长期吸烟易使心脏出现局部炎症反应，会使心脏组织出现"瘢痕"，导致心脏的结构和功能发生改变，这也是心律失常发生的基础。

长期饮酒会使酒中的乙醇和乙醛等物质在心肌组织中蓄积，干扰心肌组织的正常代谢，引起心肌组织局部缺氧，心脏结构发生改变，心功能下降，易诱发心律失常。

目前认为多种心律失常的发生均与长期吸烟和饮酒有关。

5. 如何科学地制订运动计划

大部分心律失常患者的日常活动无特殊限制，推荐进行舒缓的锻炼，如气功、太极拳、散步等（图14），锻炼时间不宜过长，微出汗而不感到累。长期持续剧烈运动或者竞技运动需要向接诊医生咨询。患者若长期口服抗凝药物，或是植入起搏器或 ICD，应避免剧烈的身体接触或碰撞。部分患者在进行运动前需要口服抗心律失常药物，具体用药方案需要和医生详细讨论。

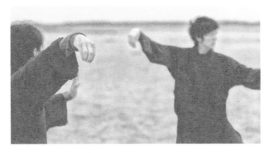

图 14 心律失常患者可进行太极拳等
舒缓运动

6. 如何缓解心律失常患者的焦虑情绪

（1）综合性心理治疗

心理疏导、松弛训练、行为矫正、健康宣教、音乐治疗等。

（2）药物治疗

在心理治疗效果不佳的情况下，可考虑小剂量使用氟哌噻吨美利曲辛等抗焦虑药物。

（北京协和医学院"双一流"临床医学学科建设子项目）